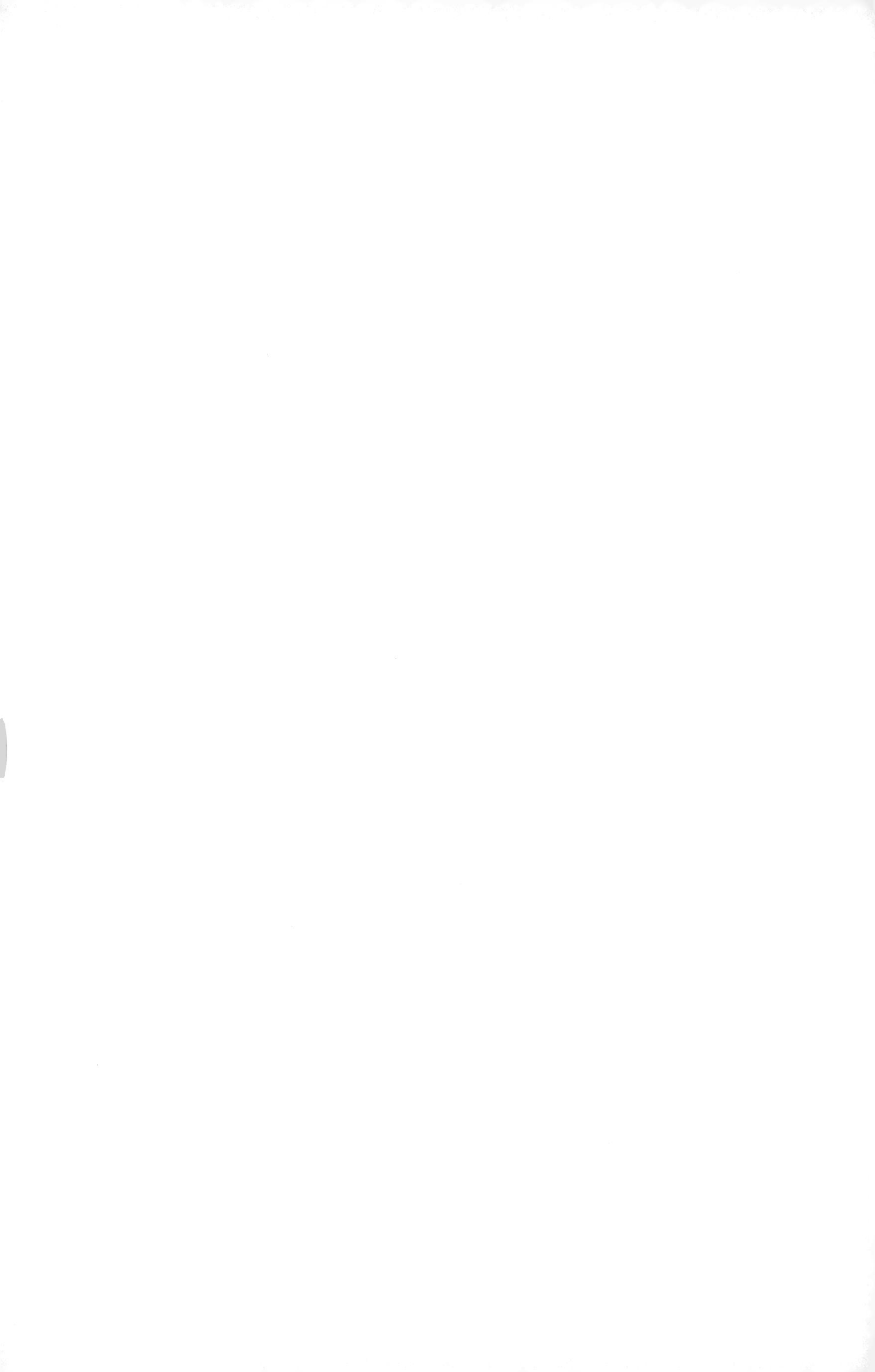

CONTRIBUTION A L'ÉTUDE

DE LA

PLEURÉSIE SÉRO-FIBRINEUSE

CHEZ LE VIEILLARD

PAR

Le Dr O. MORAND

DE LA FACULTÉ DE MÉDECINE DE PARIS

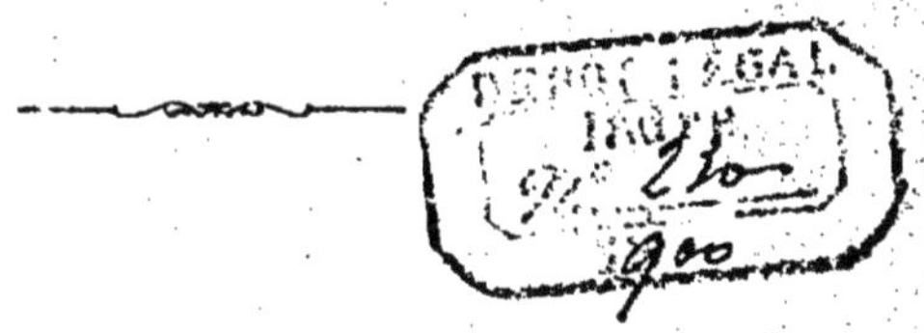

PARIS

A. MALOINE, ÉDITEUR

23 25, RUE DE L'ÉCOLE-DE-MÉDECINE. 23-25

1900

CONTRIBUTION A L'ÉTUDE

DE LA

PLEURÉSIE SÉRO-FIBRINEUSE
CHEZ LE VIEILLARD

PAR

Le Dʳ O. MORAND

DE LA FACULTÉ DE MÉDECINE DE PARIS

PARIS

A. MALOINE, ÉDITEUR

23-25, RUE DE L'ÉCOLE-DE-MÉDECINE. 23

1900

A MES PARENTS

A MES MAITRES DANS LES HOPITAUX

A l'École de médecine de Caen et dans les Hôpitaux de Paris nous avons trouvé auprès de nos maîtres l'accueil le plus bienveillant dont nous sommes heureux de les remercier aujourd'hui.

Nos deux années d'externat passées auprès de M. le docteur Landrieux à l'hôpital Lariboisière et dans le service de M. le docteur Bazy à l'hôpital Beaujon, comptent parmi les meilleures de nos années d'études. Nous adressons à ces maîtres l'hommage de notre vive reconnaissance.

Mais il en est un que nous voudrions plus particulièrement remercier, M. le docteur Lejars, Professeur agrégé à la Faculté de Médecine de Paris, Chirurgien des Hôpitaux. Nous avons eu le grand honneur d'accomplir auprès de lui notre première année d'externat. Les heures si fécondes en enseignements passées dans le service de ce maître nous ont laissé au fond du cœur un souvenir très doux qui ne s'effacera pas. Nous voudrions que les circonstances de notre carrière médicale nous procurent l'occasion de redevenir parfois son élève, de faire souvent appel à sa science et à sa bienveillance. A ce maître qui nous a fait aimer la Médecine en nous la faisant mieux connaître, nous adressons ici l'hommage de notre profonde reconnaissance et de notre respectueuse affection.

Que M. le professeur Cornil veuille bien nous permettre de le remercier très respectueusement pour le grand honneur qu'il nous fait en acceptant la présidence de cette thèse.

CONTRIBUTION A L'ETUDE

DE LA

Pleurésie séro-fibrineuse chez le Vieillard

Quelques observations de pleurésie chez le vieillard recueillies pendant notre année d'externat dans le service de M. le docteur Landrieux, à l'hôpital Lariboisière, nous ont donné l'idée de rechercher dans la littérature médicale les éléments qui permettraient d'étudier les particularités des épanchements séro-fibrineux de la cavité pleurale aux environs de la soixantième année et passé cet âge.

Dans ces très modestes pages nous espérons n'avoir rien omis des points essentiels de cette question, bien que, pressés par le temps, nous n'ayons pu entrer dans tous les développements désirables, ni faire toutes les recherches nécessaires.

C'est une notion vulgaire de la pathologie générale que la vieillesse imprime à l'organisme humain une manière d'être spéciale.

Sous l'influence prolongée des diathèses, des intoxications de toute nature, des maladies de l'âge adulte, des excès, ou tout simplement du fait même de la vie, l'organisme humain s'use plus ou moins rapidement.

Les éléments anatomiques subissent des dégénéres-
cences, le tissu conjonctif en proliférant au sein des
parenchymes trouble leur bon fonctionnement, le
système artériel perd sa souplesse et son activité; les
vieillards sont des scléreux, des artério-scléreux surtout : « On a l'âge de ses artères », de son cœur et de
ses reins.

Il en résulte que l'organisme ne réagit plus à soixante
ans comme il le faisait dans l'âge adulte. Sur ce terrain
débilité, l'évolution des maladies prend des allures
spéciales. Et, comme le pronostic d'une affection est en
somme la résultante de deux facteurs, de deux forces
opposées, virulence des germes infectieux et intensité
des réactions de défense, il n'est pas surprenant de voir
une phlegmasie, portant sur la plèvre par exemple, évoluer
avec une gravité plus grande chez les vieillards que chez
l'homme dans la force de l'âge.

I

La pleurésie est une affection fréquente chez les
veillards, aussi, depuis que l'auscultation a permis
d'étudier avec précision les affections pleuro-pulmonaires,
d'éminents cliniciens parmi lesquels Cruveilhier, Chomel,
Andral, Beau, Durand-Fardel, Louis, Gillette, ... et plus
près de nous MM. Jaccoud, Potain, Lancereaux, etc...
ont-ils consacré à leur étude chez le veillard de nom-
breuses leçons.

Dès 1840, Prus indiquait déjà cette fréquence dans des recherches sur les maladies de la vieillesse publiées dans les Mémoires de l'Académie royale de Médecine.

Sur une statistique de 1075 malades âgés de plus de 50 ans il indique :

Maladies des voies respiratoires.... 365 cas

Et sur ce chiffre on trouve :

Pleurésies........................ 53 cas
Pneumonies .... 126 cas

Les affections des voies respiratoires sont donc en très grande proportion chez le vieillard. La pneumonie y est la plus fréquente, aussitôt après vient la pleurésie.

Le rôle du sexe est ici le même que chez l'adulte. Les vieillards du sexe masculin paient à la pleurésie un plus large tribut que les femmes du même âge.

Dans les thèses de Boisseuil, Philippeau, Jaurand, Helleu, Muller, Lemoine nous trouvons en additionnant les différents cas qu'ils publient :

Hommes .... 58 } soit 2,9 H pour 1,1 F.
Femmes.............. 22 }

L'épanchement semble siéger de préférence dans la plèvre du côté droit. A cet égard les statistiques publiées par les auteurs que nous venons de citer accusent.

Sur un total de............... 70 pleurésies
Pleurésies droites............ 35 cas
    —   gauches........... 26 —
    —   doubles............ 9 —

Quant à l'influence des saisons elle est connue de vieille date : les hivers surtout abondent en pleurésies, surtout les hivers secs : l'humidité donnant naissance surtout aux catarrhes.

II

Quelles sont les causes les plus fréquentes de la pleurésie chez le vieillard ?

Chez eux comme chez l'adulte on peut observer des pleurésies dites primitives et des pleurésies secondaires.

Les pleurésies primitives peuvent être d'origine : traumatique, rhumatismale, a frigore.

La pleurésie traumatique ne doit pas être fréquente. Nous avons seulement trouvé dans la statistique de Prus un cas consécutif à des fractures de côtes, et un autre dans les cliniques d'Andral attribué à une contusion très forte du thorax sans fracture de côté.

Le rhumatisme peut-il s'installer d'emblée sur la séreuse pleurale, en dehors des arthrites aiguës rhumatismales ? Chez l'adulte ce n'est pas douteux ; chez le vieillard la chose n'est pas impossible. Seulement il ne faut pas oublier que les manifestations aiguës du rhumatisme ne se trouvent guère chez le vieillard. Nous n'avons pas trouvé de cas de pleurésie de la vieillesse pouvant se rattacher à cette cause, pas plus d'ailleurs que de cas se rattachant au rhumatisme chronique beaucoup plus fréquent à cet âge.

Reste la pleurésie primitive dite la frigore. Le froid a été longtemps considéré comme un élément essentiel dans l'étiologie des phlegmasies primitives en général, celles de la plèvre en particulier.

Depuis l'avènement des doctrines microbiennes, l'importance de ce rôle a beaucoup diminué. Quelques cliniciens cependant lui accordent encore une grande valeur que d'autres lui refusent : et aux deux théories s'attachent des noms également éminents.

Pour M. Landouzy « 98 0/0 des pleurésies dites a frigore sont fonction de la tuberculose apparente ou cachée ».

MM. Kelsch et Vaillard écrivent dans les archives de physiologie, avoir souvent « constaté, chez des malades morts accidentellement au cours d'une pleurésie en apparence primitive, la présence sur la séreuse, de granulations miliaires fines, non saillantes à la surface de la membrane, visibles seulement sur des sections perpendiculaires à la plèvre ».

A la Société médicale des hôpitaux, M. Netter, en avril 1891 disait « pouvoir affirmer que les pleurésies séro-fibrineuses dites primitives sont liées à la tuberculose au moins 68,5 fois sur cent ».

M. le Professeur Germain Sée affirme que dans les trois quarts des cas les pleurétiques sont d'abord des tuberculeux : « quant au froid, il est probable qu'il favorise le développement de l'inflammation pleurale en permettant à la cause réelle d'agir plus efficacement : mais c'est là tout ce qu'on peut lui concéder ».

Les inoculations de sérosité pleurétique dans le péritoine des cobayes donnent pour résultat à MM. Chauffard et Gombault le développement de lésions tuberculeuses dans les 3/5 des cas.

Enfin M. Talamon, étudiant les microbes des pleurésies, séro-fibrineuses, admet que, non seulement le bacille de Koch, mais le streptocoque et le pneumocoque peuvent s'établir d'emblée, primitivement, sur la plèvre, y pulluler et donner naissance à des pleurésies qui seront bien infectieuses et non pas a frigore.

Voici maintenant la contre-partie :

M. le professeur Potain, dans une clinique parue au *Bulletin médical* du 28 septembre 1890, écrit : « Il y a des pleurésies a frigore, et la majorité des pleurésies n'est pas causée par la tuberculose. »

Et M. Lancereaux : « Quoique certains auteurs aient écrit dans ces dernières années, je tiens l'existence de la pleurésie essentielle, a frigore, fièvre pleurétique, pour aussi réelle que celle de la pneumonie ou fièvre pneumonique à laquelle elle peut d'ailleurs être comparée ».

De son côté, M. Dreyfus-Brissac pense que « si certaines pleurésies dites a frigore sont certainement de nature tuberculeuse, il n'est pas probable qu'il en soit ainsi de la majorité ».

Ces opinions différentes professées par de tels maîtres sont la meilleure preuve que la question est complexe, et que le dernier mot reste à dire sur la part qui revient au froid dans la genèse de la pleurésie.

La bactériologie donnera certainement plus tard la solution définitive de ce problème. A mesure qu'elle se précise l'étiologie a frigore dans les maladies aiguës a perdu beaucoup de terrain.

De cause déterminante le froid tend à devenir cause seulement occasionnelle, prédisposante. Ce que tout le monde lui accorde c'est d'exercer sur les éléments anatomiques une influence mal précisée qui les rend impropres à lutter avec quelque chance de succès contre l'invasion et l'infection microbiennes de la séreuse pleurale.

D'ailleurs, la clinique a montré que les pleurésies primitives, fréquentes dans l'âge adulte, sont rares chez le vieillard. Les observations qu'on en a publiées sont en petit nombre. Et Durand-Fardel pense que cette rareté tient aux symphyses pleurales si fréquentes chez les vieillards et aux épaisissements de la séreuse qui sont la règle dans le grand âge.

Gillette et Valleix ne citent pas d'exemple de pleurésie franche primitive chez les vieillards.

Beau dit en avoir rencontré cinq cas dans son service de la Salpêtrière, et il ajoute que, dans ces quelques cas ayant évolué sans complication, ayant donné lieu à un épanchement peu abondant, il n'a jamais vu la résorption se faire : la terminaison a toujours été fatale.

Beaucoup plus fréquentes sont les pleurésies secondaires. Celles-ci existent aussi chez l'adulte, mais chez lui elles offrent par certains côtés de leur étiologie des différences essentielles avec ce qui s'observe chez le vieillard.

Chez l'adulte la pleurésie est assez fréquemment secondaire à certaines infections telles que rougeole scarlatine, variole, fièvre typhoïde, maladies qu'on rencontre chez le vieillard d'une façon tout à fait exceptionnelle.

De même la pneumonie entraîne souvent à sa suite, chez les individus de 20 à 50 ans des pleurésies dites métapneumoniques. A priori il semblerait, étant donnée la fréquence de la pneumonie chez les vieillards, que la proportion des pleurésies métapneumoniques dût être chez eux plus forte que chez l'adulte. Il n'en est rien cependant. Et Grisolle avait déjà indiqué en 1865 dans son *Traité de Pathologie interne* combien est rare cette forme de pleurésie secondaire passé cinquante ans.

La tuberculose offre aussi peu d'observations dans lesquelles on puisse affirmer qu'elle fût cause chez les malades qui nous occupent, de pleurésies secondaires. Dans la thèse de Jaurand, sur une statistique de 28 pleurésies on trouve seulement 3 cas de pleurésie tuberculeuse. D'autres observations rattachent bien à la tuberculose la genèse d'une pleurésie; mais l'autopsie n'ayant pas été faite on se trouve en présence de pleurésies d'apparences primitives, avec tuberculose seulement probable.

D'autres causes encore ont été signalées, mais comme des exceptions : les lésions du foie et de la rate par exemple, et aussi le cancer primitif ou secondaire de l'appareil pleuro-pulmonaire. Ce dernier d'ailleurs donne lieu surtout à des épanchements nettement hémorragiques; dans un tiers des cas, d'après M. Dieulafoy, à des épanchements séro-fibrineux, exceptionnellement à un épanchement chyliforme.

Il faut donc chercher autre part les raisons qui font la fréquence des pleurésies secondaires chez le vieillard.

En consultant les observations que nous avons recueillies, et celles de Jaurand (19 pleurésies chez des cardio-rénaux sur un total de 28 cas) on s'aperçoit vite que ces malades aux parois artérielles indurées, aux reins atrophiés, au cœur hypertrophié, défaillant, aux poumons mal irrigués, aux bronches enflammées ou dilatées, devaient être un terrain propice pour le développement des infections. Elles se sont manifestées chez eux par des pneumonies plus ou moins bâtardes et par des infarctus septiques, reconnus ou méconnus durant la vie, suivant les dimensions et la dissémination des foyers d'infection qu'ils étaient venus constituer.

Ces foyers d'infection ont enflammé la plèvre et produit son œdème : ils ont été la cause de la pleurésie secondaire.

Ainsi donc chez le vieillard, une lésion pulmonaire inflammatoire et infectieuse, ou bien oblitérante des artères, s'établissant à la faveur d'une diminution de la perméabilité rénale, et d'un cœur défaillant, forcé, asystolique, telle est la cause habituelle de la pleurésie séro-fibrineuse.

III

L'autopsie des vieillards morts dans le cours d'une pleurésie à épanchement séro-fibrineux vient encore confirmer ce que la clinique laissait déjà supposer sur les causes de l'inflammation pleurale, savoir : des lésions du poumon-correspondant,

Parfois elle fait reconnaître l'existence d'un cancer, c'est rare ; dans quelques cas, des lésions tuberculeuses ayant évolué avec une lenteur et une torpidité remarquables : c'est peu fréquent.

Le plus souvent ce qu'on observe, ce sont des foyers de pneumonie, des nodules de broncho-pneumonie disséminés surtout dans l'étendue de la région du poumon non comprimée par l'épanchement, ou bien encore des lésions d'infarctus pulmonaire se présentant sous l'aspect suivant : un bloc brun noirâtre siégeant à la périphérie du poumon, sous pleural par conséquent, ayant l'aspect d'un caillot sanguin, représentant un fragment de tissu pulmonaire, farci de sang, distendu, privé d'air, plus dense que l'eau ; sa forme est conique, à base sous pleurale, son tissu est quelquefois mou, plus souvent dur et grenu, ferme et sec comme une truffe qu'il rappelle par sa coloration. Autour de lui le tissu pulmonaire irrité présente des traces de congestion, d'œdème, de splénisation (Obs. I, II, V, VI).

A côté de ces lésions on trouve dans les parties comprimées par l'épanchement les signes de l'atélectasie par compression. Quelquefois une carapace scléreuse périphérique, due à l'organisation conjonctive des fausses membranes, pousse des prolongements dans la profondeur du poumon qui se trouve transformé dans une étendue plus ou moins grande en un bloc de consistance fibreuse : ce sont les lésions de la pneumonie pleurogène de Charcot.

Du côté des plèvres, rien de bien différent de ce qui se rencontre chez l'adulte : fibrine coagulée en couches superposées peu adhérentes, sous ces fausses membranes une séreuse dépolie, congestionnée, injectée. Assez souvent l'union plus ou moins intime des feuillets séreux par des adhérences celluleuses, reliquats d'inflammations anciennes, allant quelquefois jusqu'à la symphyse totale (Obs. II).

Les traces de congestion avec arborisations vasculaires dessinées sur la plèvre, indiquent déjà dans les cas qui nous occupent qu'on a bien affaire à une pleurésie et non pas à un hydrothorax.

L'étude du liquide épanché vient compléter cette donnée. Ce liquide possède une densité oscillant entre 1010 et 1020. Or Méhu a montré que le liquide de l'hydrothorax a pour densité 1005 et au-dessous. Sans doute Eichorst fait une exception pour l'hydrothorax cardiaque dont la densité pourrait atteindre 1025. Mais souvent, fait remarquer M. Bucquoy, on a pris pour de l'hydrothorax des pleurésies secondaires survenues en même temps que les hydropisies, à la période ultime des cachexies cardiaques.

D'ailleurs, la réaction de Rivolta est là pour attester la présence de la fibrine, et partant celle de l'inflammation pleurale.

En même temps que ces lésions pleurales on trouve dans les autres organes des lésions d'artério-sclérose : artères athéromateuses, cœur dilaté ou hypertrophié.

Rein scléreux, atrophié, granuleux. Dans quelques cas le péricarde renferme un peu de liquide : ses connexions lymphatiques avec la plèvre expliquent qu'il puisse participer à l'inflammation pleurale.

IV

Les symptômes de la pleurésie séro-fibrineuse des vieillards, peuvent être absolument identiques à ceux qu'on rencontre chez l'adulte.

Voussure, matité et résistance au doigt, skodisme, abolition des vibrations vocales, abolition du murmure vésiculaire, souffle pleurétique, pectoriloquie aphone, égophonie, déplacement d'organes, tout cela peut se rencontrer chez le vieillard, plus ou moins complètement, quand la pleurésie évolue franchement sur un individu dont les organes ont, malgré l'âge, conservé une certaine jeunesse.

Mais c'est là l'exception. Et le plus souvent l'épanchement séro-fibrineux se forme et évolue après 60 ans avec des allures spéciales.

Beaucoup de lésions et peu de symptômes, voilà ce qu'on observe souvent écrivait Gillette. Parfois même la pleurésie peut évoluer à l'état latent, sans que rien puisse la faire soupçonner.

Quand les symptômes existent, ils sont généraux, fonctionnels et physiques.

Les signes physiques sont les mêmes que chez

l'adulte : voussure. matité et skodisme, abolition des vibrations vocales, abolition du murmure vésiculaire, souffle pleurétique, pectoriloquie aphone, égophonie, déplacement d'organes, du cœur et du foie, quelquefois de la rate.

Mais ces signes sont ordinairement modifiés, et ces modifications tiennent à la présence de symphyses pleurales, d'adhérences entre les feuillets de la plèvre, très fréquentes chez les vieillards.

C'est ainsi qu'au niveau même de l'épanchement, en pleine matité, on peut entendre un grand nombre de râles sibilants, ronflants ou bullaires, et cela assez fréquemment ; tandis que chez l'adulte c'est chose exceptionnelle quoique bien connue depuis les travaux du professeur Jaccoud qui a donné comme explication de cette anomalie l'existence de brides entre les feuillets de la plèvre (Obs. II, III, VII).

La même cause explique encore que chez le vieillard la limite supérieure de la matité soit dans le plus grand nombre des cas irrégulière, et qu'elle ne se déplace pas dans les changements de position que l'on fait effectuer aux malades.

C'est aux adhérences encore que l'on doit de trouver même avec un épanchement peu abondant, une zone de tympanisme clair à la limite du liquide, en arrière de la poitrine, zone analogue à celle qui, dans les grands épanchements de l'adulte, siège sous la clavicule du côté malade.

C'est aux adhérences aussi qu'il faut attribuer les signes trompeurs quelquefois de la matité absolue, de l'absence totale de murmure vésiculaire. Les symphyses pleurales et les épaisissements de la séreuse suffisent à les produire en l'absence de tout épanchement.

La déviation du cœur et l'abaissement du foie n'ont pas non plus chez le vieillard la même signification que chez l'adulte. Chez le vieillard, ces deux symptômes peuvent souvent s'observer avec des épanchements modérés ; ils sont dus : l'abaissement de la matité hépatique, à la congestion de l'organe ; la déviation du cœur, de la pointe, à l'hypertrophie fréquente du myocarde, ou à sa dilatation chez des malades asystoliques,

Quant aux symptômes généraux et fonctionnels s'ils ont des caractères spéciaux, cela tient le plus souvent aux conditions générales au milieu desquelles s'est développée la maladie.

Pas de fièvre et pas de frissons, c'est la règle. Quand on trouve de l'hyperthermie, elle est attribuable le plus souvent à la lésion pulmonaire qu'accompagne l'épanchement : congestion, tuberculose, pneumonie.

Pas de point de côté comme chez l'adulte, mais seulement de la gêne, de la pesanteur intrathoracique. Dans les cas ou nous trouvons ce point de côté il était dû à un infarctus (Obs. IV).

Peu de toux, presque pas d'expectoration, ou plutôt une expectoration due à l'affection pulmonaire primitive : bronchite, infarctus, pneumonie (Obs. I, IV, VII).

Puis à côté de ces signes négatifs :

Une langue sèche, rouge, luisante, quelquefois saburrale ; de l'anorexie et une sensation de soif souvent très vive ; du délire, très fréquent chez le vieillard, plutôt nocturne que diurne, se manifestant surtout par des mouvements désordonnés, plus rarement par la divagation. D'après Beau le délire en paroles indiquerait l'exacerbation de la maladie et suivrait le délire d'action. D'après Gillette très souvent les troubles intellectuels précéderaient les troubles d'action. Les deux auteurs s'accordent d'ailleurs pour donner au délire en paroles la gravité la plus grande (Obs. I, III, IV).

D'ailleurs ces symptômes nerveux sont loin d'avoir toujours la même acuité. Dans bien des cas on observe tout simplement dans cet ordre de signes : l'insomnie rebelle et la céphalalgie.

Il n'est pas probable que la présence de l'épanchement séro-fibrineux tienne une place bien importante dans la genèse de ces troubles nerveux. Le délire sous ses deux aspects, comme l'insomnie et la céphalée, tient vraisemblablement chez les cardiaques à la gêne de la circulation générale, chez ceux dont le rein fonctionne mal à une intoxication, l'urémie par exemple ; chez d'autres à l'association de ces deux causes.

Un autre symptôme, la dyspnée, atteint chez quelques malades de grandes proportions et peut aller jusqu'à la suffocation, même avec un épanchement moyen. C'est l'indice (M. le professeur Dieulafoy a bien mis ce fait en lumière) que la pleurésie est secondaire à un mal de Bright ou à une cardiopathie, ou bien qu'il existe une autre phlegmasie évoluant en même temps que la pleurésie (bronchite, pneumonie, péricardite...) — Le moment de cette dyspnée varie avec les malades. Elle peut être nocturne et forcer le pleurétique à passer la nuit assis sur son lit, elle peut ne survenir qu'au moment des efforts même légers. Par instants elle peut aller jusqu'à l'apnée, souvent elle prend le type de Cheyne-Stokes (Obs. I, N).

Du côté de la circulation générale on peut trouver des œdèmes et de la cyanose, celle-ci très fréquemment. Les œdèmes siègent aux membres supérieurs et au tronc. — La cyanose s'observe aux extrémités qui sont en même temps refroidies, rarement à la face.

La symptomatologie emprunte naturellement des caractères particuliers à la cause qui lui donne naissance.

La pleurésie en apparence primitive, survenant chez un individu en bonne santé, a des symptômes bénins, et l'épanchement souvent se résorbe sans qu'il soit utile d'intervenir par la ponction. Les signes du début sont tellement légers qu'ordinairement les malades consultent, alors que l'épanchement est déjà abondant : ils se plaignent de maux de tête, d'insomnie, d'un peu d'oppression, d'une vague douleur dans le thorax. Leur appétit est conservé dans bien des cas, et ils n'ont aucune température. Rien de bien net, tout cela. Et la pleurésie passerait inaperçue si l'on ne prenait soin d'en rechercher les signes physiques.

Ces cas sont assez bénins, L'épanchement souvent se résorbe de lui-même sans ponction, et la guérison est fréquente.

Dans d'autres cas c'est en pleine attaque d'asystolie avec arythmie cardiaque, anasarque, dyspnée intense, que la pleurésie s'installe sournoisement, ses symptômes passant inaperçus au milieu des signes bruyants de la défaillance cardiaque (Obs. I).

Enfin quand la pleurésie reconnaît pour cause un infarctus pulmonaire elle survient quelques jours seulement, quelquefois deux semaines après l'apparition de l'infarctus (Obs. IV).

Quant aux pleurésies tuberculeuses et métapneumoniques, elles sont rares chez le vieillard et évoluent chez lui à peu près comme chez l'adulte (Obs. VII).

<h2 style="text-align:center">V</h2>

Le diagnostic de la pleurésie séro-fibrineuse secondaire est un diagnostic difficile.

Tout d'abord, elle évolue souvent d'une façon latente, et ce n'est qu'en examinant minutieusement et d'une façon systématique le thorax des vieillards qu'on arrive à la dépister quand les symptômes observés d'abord n'indiquaient nullement sa présence (Obs. III).

D'autre part, dans le cas d'anciennes pleurésies ayant épaissi la séreuse et poussé parfois des prolongements scléreux dans le parenchyme pulmonaire, on peut avoir un ensemble de signes physiques simulant une pleurésie absente.

Comme contre-partie, un épanchement peut exister véritablement, atteindre 1200 grammes et davantage, et s'accompagner de râles sibilants, ronflants ou de crépitations qui égarent le diagnostic ou le rendent hésitant.

Aussi dans les cas où le doute existe, et ils sont fréquents, une ponction exploratrice sera légitime pour affirmer le diagnostic ; elle sera d'ailleurs inoffensive si elle est aseptique ; de plus elle permettra de distinguer d'après les qualités du liquide, sa densité, l'absence ou la présence de fibrine, si l'on est en présence d'une pleurésie ou d'un hydrothorax.

C'est qu'en effet, il n'est pas facile chez les vieillards de distinguer toujours l'hydropisie des plèvres de l'épanchement inflammatoire.

Chez les cardiaques, mitraux ou aortiques, présentant des manifestations mécaniques de l'asystolie, de grands œdèmes montant progressivement et envahissant successivement les membres inférieurs, les bourses et l'abdomen, l'hydrothorax s'annonce par une augmentation de la dyspnée hors de proportion avec l'importance de la lésion valvulaire, quelquefois par des palpitations. L'examen du thorax fait alors constater de l'obscurité de la respiration aux bases, de la matité, enfin des signes d'épanchement. Sous l'influence de la digitale et de la polyurie qu'elle produit, l'hydrothorax s'atténue pour reparaitre quand le cœur faiblit de nouveau.

Chez le rénal, dans la néphrite interstitielle, au moment où le cœur faiblit et quand disparait le bruit de galop diastolique de la néphrite, l'hydrothorax s'établit de la même façon que chez le cardiaque, arrivant à constituer un épanchement unilatéral ou double, mobile, peu abondant, sans skodisme, avec ou sans déplacement des organes.

Comment faire le diagnostic avec la pleurésie ? Est-ce le début insidieux de l'hydrothorax, ne se manifestant que par la dyspnée, sans température, sans frissons, sans point de côté, sans toux, qui fournira l'élément différentiel ? Mais chez le vieillard cette insidiosité dans le début des pleurésies est la règle : la différence n'existe donc pas. On la trouvera seulement dans la constatation des signes de lésions pulmonaires concomitantes, et aussi dans l'analyse du liquide qui sera sûrement dû à l'hydrothorax si sa densité est inférieure à 1005 et s'il ne renferme pas de fibrine.

VI

La pleurésie séro-fibrineuse est grave chez le vieillard, parce qu'elle demande à son organisme affaibli un effort de défense dont il est incapable, parce que, surtout, elle est la complication de maladies déjà graves par elles-mêmes auxquelles elle vient ajouter en entravant le fonctionnement du cœur et de l'hématose.

Dans quelques cas l'appétit et les forces reviennent cependant, le pouls reprend son rythme régulier, l'épanchement disparaît après des oscillations, des retours offensifs suivant des accalmies : et la guérison peut venir après un temps ordinairement très long.

D'autres fois, et c'est toujours à craindre chez les cardio-rénaux, l'asystolie se montre rebelle à toute thérapeutique, la cyanose, l'œdème apparaissent à la face et aux mains, la dyspnée s'accroît, le myocarde faiblit de plus en plus, l'asphyxie vient, le coma et la mort.

Enfin la mort subite peut aussi s'observer bien que rarement, comparativement à ce qui se passe chez l'adulte. Dans les thèses de Négrié et de Grandgury quelques exemples en sont rapportés relatifs à des individus âgés de 55 à 70 ans.

VII

Le traitement de la pleurésie du vieillard diffère de celui des adultes surtout parce que la thérapeutique doit s'adresser avec énergie au rein et au cœur, à l'asystolie et à l'urémie.

Repos et régime lacté, diurétiques, dérivation par les purgatifs drastiques, ventouses scarifiées, et si l'asphyxie est imminente, une saignée de 100 grammes, 150 grammes au maximum, enfin la thoracentèse, tels sont les éléments du traitement.

Même aux cardio-rénaux on peut donner la digitale, suivant les règles indiquées par M. Huchard : elle fera disparaître ou diminuer l'albuminurie, et ne semble pas avoir d'influence fâcheuse même sur les reins atteints de néphrite parenchymateuse.

Quant à la thoracentèse, elle est tout à fait indiquée chez le vieillard. Chez lui l'épanchement provoque rapidement, plus exactement accroît, une dyspnée préexistante et sous la dépendance de lésions pulmonaires ou cardiaques n'est-il pas tout indiqué de faire disparaître cette cause nouvelle faisant obstacle à l'hématose déjà insuffisante. Et ce n'est guère possible autrement que par la ponction, chez le vieillard surtout chez qui les fonctions de résorption sont languissantes, chez qui par suite seraient tout à fait insuffisants, révulsifs, purgatifs, diurétiques divers de l'arsenal médical.

OBSERVATIONS

OBSERVATION I (Personnelle).

Pleurésie droite évoluant chez un cardio-rénal
en état d'asystolie.

Le nommé A..., âgé de 65 ans, entre le 15 janvier 1898 dans le service de M. le docteur Landrieux, à l'hôpital Lariboisière.

Antécédents héréditaires : père mort à 82 ans (cause ignorée du malade), mère morte en couches à 29 ans, un frère bien portant. Pas marié. Pas d'enfants.

Antécédents personnels : jamais de maladie sérieuse ayant nécessité le repos au lit, bronchites fréquentes, essoufflement facile après les efforts; souvent le malade s'est plaint dans le passé de douleurs articulaires, de névralgies. Il n'a jamais eu de crises de rhumatisme articulaire aigu.

Il y a 15 jours, le malade a été pris à la suite d'un refroidissement d'un léger mouvement fébrile accompagné de maux de tête, de toux ne provoquant qu'une expectoration modérée, d'une dyspnée assez forte. On l'a traité pour une bronchite aiguë. L'amélioration n'est pas venue. L'expectoration est devenue plus abondante, la gêne respiratoire plus vive.

Le 14 janvier dans la nuit, le malade ayant voulu se lever

est pris de syncope. Le matin on l'amène à l'hôpital. — Temp. 38,4.

Quand nous le voyons, il est assis sur son lit, le buste élevé par trois oreillers, il étouffe dès qu'on le fait étendre. La dyspnée est vive, la face et les lèvres sont bleuâtres. Par instants, type respiratoire de Cheyne-Stokes.

Expectoration abondante et visqueuse.

Respiration soufflante au sommet droit et en arrière, respiration normale en avant, quelques râles de bronchite dans le poumon gauche, à la base du poumon droit la respiration s'entend mal, il y a diminution des vibrations vocales et submatité au même niveau. Une ponction exploratrice ramène un liquide citrin.

L'auscultation du cœur et sa percussion montrent qu'il a augmenté de volume, que les contractions sont affaiblies et très irrégulières, qu'il existe un souffle diastolique au foyer aortique.

Le pouls est mou, sans tension, arythmique. Artères dures et flexueuses.

Albumine dans les urines. Œdème des membres inférieurs.

Il y a donc pleurésie droite évoluant chez un cardio-rénal en état d'asystolie.

16 janvier. — Temp. 38°5. L'état général est le même, la dyspnée est plus accentuée peut-être, les jambes toujours très enflées.

Au poumon droit la matité est bien nette et remonte jusqu'à deux travers de doigt au-dessous de la pointe de l'omoplate, dans l'aisselle elle atteint le niveau de la ligne bi-mamelonnaire, Dans la même étendue vibrations vocales abolies, absence de murmure vésiculaire.

Crachats visqueux, adhérents. Urines rares, toujours albumineuses.

Foie augmenté de volume, dépassant le rebord costal d'un grand travers de doigt, sensible à la pression.

20 janvier. — L'état général s'est aggravé. La dyspnée a

conservé toute son intensité. Le liquide intra-pleural a augmenté.

Ponction évacuant seulement 460 grammes de liquide séreux: menace de syncope.

25 janvier. — Pas d'amélioration. Les urines sont rares, foncées, riches en albumine.

Du côté droit l'épanchement atteint le même niveau qu'avant la ponction.

Du côté gauche, diminution de la sonorité à la base du poumon, en même temps l'auscultation y révèle de nombreux râles muqueux. Le malade a eu du délire.

Anasarque surtout accentuée aux membres inférieurs.

30 janvier. — Nouvelle ponction qui retire 1200 grammes de liquide ambré d'une densité de 1016 renfermant de la fibrine.

2 Février. — Le malade est mort dans le coma.

Autopsie. — Beaucoup de liquide dans la plèvre droite. Fausses membranes fibrineuses et quelques taches ecchymotiques sur la plèvre pariétale.

Le poumon droit est atélectasié dans ses parties inférieures. Hépatisation du lobe supérieur.

Dans la plèvre gauche peu de liquide. Poumon gauche congestionné.

Le cœur est gros: il pèse 375 grammes. Son tissu est pâle, chargé de graisse. Le cœur droit dilaté est rempli de caillots foncés. Les veines sont gorgées de sang. Insuffisance des valvules sigmoïdes aortiques. Plaques d'athérome sur l'aorte et sur la grande valve de la mitrale.

Liquide dans le péritoine.

Foie très congestionné. Rate normale.

Les deux reins se décortiquent mal. Ils sont petits, surtout le gauche qui pèse 142 grammes, le rein droit pesant 200 grammes. Congestion intense de la substance médullaire. Atrophie de la substance corticale.

Cerveau congestionné, écorce légèrement œdémateuse.

OBSERVATION II (in *Thèse Lemoine*, Paris 1898).

Pleurésie séro-fibrineuse du côté droit suivie de pleurésie séro-fibrin du côté gauche. — Asystolie. — Urémie. — Hémiplégie droite. — Mort. Autopsie.

Le nommé M..., âgé de 76 ans, entre à l'hospice d'Ivry dans le service de M. le docteur Gombault.

Ce malade est un émotif. Il est resté très affecté de la mort de sa femme et pleure dès qu'on l'interroge sur ses antécédents. Il a eu une fièvre typhoïde à 27 ans et, depuis cette époque, il a toujours eu une bonne santé.

A son entrée il se plaignait d'un malaise général, d'insomnie, de perte d'appétit et d'oppression. Il n'avait pas de point de côté, d'ailleurs la toux et l'expectoration étaient nulles T : 37.

Ce malade était entré en état d'asystolie, avec anasarque et cyanose. On constatait de plus les signes d'un épanchement assez abondant du côté droit. Le 27 janvier on dut pratiquer une saignée qui, tout en soulageant le malade, resta sans influence sur l'évolution de l'épanchement. L'oppression et la dyspnée augmentant, on dut faire une thoracentèse le 29 janvier. On retira ainsi de la plèvre droite 750 grammes de liquide citrin. T. 37,5.

Le 12 février, nous constatons de la matité à droite remontant jusqu'à la pointe de l'omoplate mais ne se propageant pas dans l'aisselle. Dans la zone mate, le murmure vésiculaire a disparu, mais on entend à la partie supérieure des bruits de souffle et quelques râles secs. Le retentissement de la voix est diminué ; il n'y a pas d'égophonie. Ni toux, ni expectoration.

La pointe du cœur bat dans le sixième espace intercostal à deux travers de doigt en dehors du mamelon gauche. Les battements sont fréquents et irréguliers. T. 37°5.

Les jambes sont le siège d'un œdème très accusé ainsi que la région lombaire.

Le malade a toujours de l'insomnie. Il est agité pendant la nuit et se lève. Il raconte le matin qu'il a été en voyage. Urines rares.

15 février. — Les signes physiques restent à peu près les mêmes, mais on entend un peu le murmure vésiculaire.

19 février. — La matité reste toujours la même, mais l'auscultation montre que l'épanchement a diminué. Le malade a toujours de l'excitation nocturne et le matin une tendance à l'assoupissement. T. 37°2.

21 février. — T. 37°4. Depuis deux jours l'oppression s'est accentuée, mais il n'y a eu ni frissons, ni point de côté. La matité subsiste à droite, cependant on entend la respiration, quelques frottements disséminés, pas de souffle.

A gauche et en arrière la respiration est soufflante. Il y a de la bronchophonie.

En avant la respiration est soufflante surtout à gauche dans le tiers inférieur. Dans l'aisselle gauche on entend les bruits cardiaques.

Le cœur est arythmique et l'œdème persiste aux membres inférieurs et à la région lombaire où l'on peut voir l'empreinte des plis des draps.

25 février. — L'oppression a disparu ainsi que l'excitation nocturne. L'état général est satisfaisant. Le malade se lève depuis quelques jours. T. 37°2.

3 mars. — La matité subsiste toujours à droite et en arrière jusqu'à la pointe de l'omoplate, mais ne s'étend pas dans l'aisselle. Les vibrations thoraciques sont diminuées. Le murmure vésiculaire cesse d'être entendu distinctement à quatre travers de doigt au-dessous de la pointe de l'omoplate. A cet endroit il y a des frottements et un peu d'égophonie. L'excitation noc-

turne a repris depuis quelques jours. Les urines sont claires et assez abondantes.

8 mars. — État stationnaire. Matité à la base droite. On entend faiblement la respiration. T. 37°2.

L'œdème des jambes a disparu.

16 mars. — Le malade se plaint de douleurs dans l'hypochondre droit. Le foie est très augmenté de volume et douloureux à la pression : il descend jusqu'à l'ombilic.

On constate de la matité aux deux bases ; elle est plus étendue à droite et de ce côté on entend de nombreux râles. T. 37°7.

23 mars. — Le malade est plus oppressé. La respiration est courte et entrecoupée de périodes d'apnée. Le malade a été très excité pendant la nuit.

Il existe toujours de la matité à la base droite. Une ponction exploratrice démontre qu'il existe encore du liquide ; celui-ci est citrin clair.

Le foie est moins volumineux et s'est rétracté de trois travers de doigt, mais déborde encore les fausses côtes. T° 37.

28 mars. — La température est restée entre 37°5 et 39°. Le matin elle est à 37°5.

Le malade est très abattu. Le pouls est fréquent et irrégulier. Le foie est volumineux et déborde les fausses côtes de quatre travers de doigt. Délire nocturne.

En arrière et à droite, matité et absence de la respiration dans toute la moitié inférieure. Pas de matité dans l'aisselle.

A la base gauche, matité et absence de murmure respiratoire.

Les jambes sont peu enflées.

La langue est rouge, sale. Pas de toux ni d'expectoration.

La température reste élevée pendant les trois jours. T. 37°8.

1er avril. — L'état du malade ne s'améliore pas et l'épanchement semble augmenté à droite.

3 avril. — Oppression et dyspnée vives ; une ponction est pratiquée. On retire 750 grammes de liquide séro-sanguinolent

presque hémorragique ; quelques heures après on constate dans le flacon contenant le liquide de la ponction un coagulum fibrineux, mais peu volumineux.

4 avril. — Le facies est pâle, cyanosé. Le malade est très abattu.

La matité subsiste dans les deux bases. Le silence est à peu près complet à droite, mais il n'y a pas de souffle.

A gauche, la respiration est diminuée et la matité n'est pas aussi absolue qu'à droite.

Arythmie et périodes d'apnée.

On ordonne de la digitale et une saignée de 120 grammes. T : 38°.

5 avril : Matité à droite jusqu'à trois travers de doigt au-dessous de la pointe de l'omoplate. Absence de la respiration. Abolition des vibrations thoraciques. Pas de souffle.

A gauche matité, mais vibrations conservées.

Délire. T : 37°

7 avril. — Douleur dans le côté gauche. Oppression plus grande. Matité dans les deux tiers inférieurs du poumon gauche et en arrière, matité sous l'aisselle, pas de matité en avant. Pas de murmure vésiculaire à gauche ; pas de souffle. T : 37°.

Ponction exploratrice ramenant un liquide séreux clair.

8 avril. — Dyspnée intense. Excitation. T. 37. — On retire de la plèvre gauche 825 grammes de liquide citrin ambré.

9 avril. — L'état du malade est un peu amélioré. Somnolence. T. 37°,4.

16 avril. — Etat stationnaire. Délire nocturne. T. 38°.

18 avril. — T. 36°,1. Le malade est étendu dans son lit. Jambe et bras droits inertes. Côté droit de la face semble porté en avant et bouffi. Commissure labiale abaissée à droite. Orbiculaire des yeux fonctionne normalement. Quand le malade tire la langue, la commissure labiale gauche se trouve portée à gauche de sorte que la langue paraît déviée à droite. Ouverture labiale en point d'exclamation à grosse extrémité droite. Les

yeux effectuent tous les mouvements habituels. Pupilles égales avec un peu de myosis.

Côté droit plus froid que le gauche. Œdème généralisé, surtout aux pieds et aux mains.

Réflexes rotuliens exagérés surtout à droite. Retrait de la jambe droite quand on chatouille la plante du pied correspondant.

Sensibilité à la douleur conservée à droite.

19 avril. — T. 36°,2. Respiration de Cheyne-Stokes. Le malade fume la pipe à droite.

23 avril. — T. 36°. Le malade semble avoir repris conscience de lui-même.

La fente palpébrale est également ouverte des deux côtés. Le myosis a disparu. Même état de la face et des membres du côté droit.

A l'examen du thorax : Gros râles dans toute la poitrine. Matité aux deux bases s'élevant davantage à droite jusqu'à deux travers de doigt au-dessous de la pointe de l'omoplate. A droite frottements pleuraux. Des deux côtés signes de congestion du poumon. Cheyne stokes. Oppression croissante. Langue sèch e Pas d'expectoration.

Cœur irrégulier, battements précipités, faux pas fréquents. Pointe à trois travers de doigt au-dessous et en-dehors du mamelon gauche.

Matité hépatique augmentée.

Hernie scrotale droite.

Le malade perd sous lui.

26 avril. — Céphalalgie. Cheyne stokes très accusé. Œdème très prononcé surtout à droite. T. 37,°5.

28 avril. — Le malade meurt sans présenter rien de particulier.

30 avril. — Autopsie.

A l'ouverture du thorax, liquide hémorrhagique des deux côtés. Adhérences anciennes à droite ; à gauche pas d'adhérences.

Un peu de liquide dans le péricarde.

Cœur pâle, graisseux, volumineux. Ventricule gauche et oreillette droite très dilatés. Gros caillots rouges dans les cavités. Poids 370 grammes. Valvules sigmoïdes et valvule mitrale saines. Rien aux coronaires. Foie muscade. Poids 1430 gr.

Reins : congestionnés, violacés, substance corticale diminuée, artères dures. Rein droit kystique.

Poumon gauche : Rien dans l'artère pulmonaire. Surface lisse. Partie inférieure du lobe supérieur et lobe inférieur atélectasiés. Plèvre couverte d'exsudats fibrineux.

Poumon droit : Encapsulé par une symphyse pleurale très étendue. Lobe supérieur volumineux et dur. Artère pulmonaire oblitérée. Gros infarctus ancien avec pneumonie œdémateuse autour. Base atélectasiée.

Rate : grosse, ferme, très rouge, sans infarctus. Poids : 350 grammes.

Cerveau : Surface extérieure ne présente rien de particulier. Pas d'œdème. Artères de la base légèrement athéromateuses.

Pie-mère épaissie au niveau de la base, mais non infiltrée.

Ventricules très distendus par une grande quantité de sérosité.

OBSERVATION III (personnelle).

Pleurésie gauche évoluant chez une asystolique (Guérison).

La nommée H..., âgée de 62 ans, entre le 24 juin 1898 à l'hôpital Lariboisière, salle Trousseau. — Profession : ménagère.

Antécédents héréditaires. Père mort vers 40 ans de mort violente. Mère morte à 75 ans. Un frère mort probablement d'une affection cardiaque.

Antécédents personnels : Attaque de rhumatisme articulaire aigu il y a douze ans, scarlatine dans le jeune âge. Pas d'autres maladies. Depuis l'attaque de rhumatisme la malade ne se serait jamais complètement rétablie. Elle est devenue sujette aux bronchites, elle a des palpitations, quand elle a marché un peu vite, elle est essoufflée et a des accès d'oppression se terminant par une expectoration abondante quelquefois striée de sang. Œdème malléolaire le soir. Un peu d'albumine dans les urines.

L'affection pour laquelle elle entre remonte à 15 jours environ. Le 10 juin elle aurait eu froid : dans la nuit un peu d'oppression et quelques douleurs très vagues dans le côté gauche. Pas de frissons.

Depuis cette époque elle se sent très affaiblie, elle a perdu l'appétit, elle a des sueurs nocturnes abondantes ; la respiration est difficile : elle éprouve dans la poitrine une sensation de gêne.

A l'entrée, T. à 37. 2. Pas de toux ni d'expectoration, un peu d'œdème aux malléoles. Céphalalgie, inappétence, langue sèche, soif vive, douleur pongitive dans la région précordiale, oppression modérée.

A l'examen de la poitrine on trouve du côté gauche les signes d'un épanchement. La matité remonte en arrière à une hauteur de cinq travers de doigt, l'espace de Traube est mat, pas de matité dans l'aisselle et en avant du thorax. Les vibrations thoraciques sont légèrement affaiblies. Il existe un souffle à la limite supérieure de la matité. Quelques râles ronflants et sibilants disséminés des deux côtés de la poitrine. Respiration un peu soufflante aux deux sommets.

La ponction exploratrice ramène un liquide séro-fibrineux donnant la réaction de Rivolta.

Pas de matité anormale dans la région précordiale. Cœur faible, irrégulier, avec faux pas toutes les 7 ou 8 révolutions cardiaques, battements précipités.

Le foie est légèrement augmenté de volume ; son bord inférieur déborde les fausses côtes, il est légèrement douloureux à la pression.

Léger nuage d'albumine dans les urines qui sont rares et foncées.

27 juin. — L'oppression a augmenté, la malade se plaint de maux de tête et d'insomnie, dans la nuit elle a eu un peu de délire ; elle voulait s'occuper de son ménage.

Les signes de l'épanchement montrent qu'il a augmenté de volume. La dyspnée est plus vive. Il y a un peu de toux sans expectoration.

Ponction évacuant 175 grammes d'un liquide citrin de densité 1021.

Après la ponction on constate un foyer de congestion à la base du poumon gauche, avec matité, souffle et des râles. T. 37°6.

Du côté droit rien de spécial.

Le cœur est toujours arythmique et les battements sont précipités.

30 juin : l'épanchement du côté gauche s'est reformé, la matité s'élève à trois travers de doigt au-dessous de la pointe de l'omoplate. Vibrations à peines abolies. Égophonie. Râles muqueux et râles sibilants dans la zone de matité.

Encore un peu de délire nocturne. Céphalée. T. 37°,4.

2 juillet : État stationnaire : T. 37°,4.

5 juillet : L'état général reste le même. L'épanchement semble diminuer. On entend des râles superficiels aux deux temps de la respiration.

9 juillet : État très amélioré. L'appétit est revenu. La soif a diminué. Il y a moins de dyspnée. Les urines sont abondantes et claires, un peu albumineuses. Il n'y a plus de délire nocturne.

La respiration s'entend dans toute l'étendue du poumon gauche. Elle est un peu soufflante au sommet. Submatité dans la moitié inférieure et en arrière. Le cœur est toujours arythmique. T. 37°,2.

11 juillet : La malade se lève et mange avec appétit, les signes d'épanchement sont nuls.

22 juillet : La malade sort de l'hôpital.

Observation IV (personnelle).

Pleurésie droite. Infarctus pulmonaire. Asystolie.

Le nommé M.., 63, sans profession entre le 20 décembre 1898 à l'hôpital Lariboisière dans le service de M. le docteur Landrieux.

Il y a vingt jours, il fut pris brusquement d'un point de côté thoracique accompagné de toux et d'une dyspnée allant jusqu'à la suffocation. Il eut juste le temps de regagner son lit pour échapper, dit-il, à la perte de connaissance. Il raconte avoir expectoré quelques crachats peu abondants, noirâtres et poisseux.

Le lendemain il lui restait seulement de cette crise une oppression assez vive qui augmenta rapidement dès qu'il voulut se livrer à quelques travaux un peu fatigants.

Les jours suivants, il eut de l'inappétence, des maux de tête, une sensation d'épuisement et de fatigue extrême. Les jambes enflèrent, la dyspnée augmenta, la toux devint fréquente et accompagnée d'expectoration sanguinolente.

21 décembre : Nous constatons les symptômes suivants : anasarque généralisée surtout accentuée aux membres inférieurs. Respiration difficile, dyspnée. Crachats sanguinolents. Les téguments sont de teinte cireuse. T. 38°8. Le pouls est à 108, bondissant, irrégulier.

En examinant le thorax, on trouve du côté droit :

Skodisme sous-claviculaire, matité absolue en arrière remontant jusqu'à la pointe de l'omoplate empiétant sur la région latérale du thorax où elle se transforme en submatité.

Au même niveau, dans la même région, les vibrations thoraciques sont complètement abolies. Le murmure vésiculaire a totalement disparu. On entend un souffle dans le tiers inférieur du poumon droit. Les urines sont foncées et albumineuses. Les battements du cœur sont tumultueux, il y a asystolie manifeste et menace d'asphyxie. Saignée de 150 grammes. Le sang est noir, asphyxique.

22 décembre. — La dyspnée est moins vive. L'épanchement reste stationnaire. L'expectoration a les mêmes caractères que la veille. T., 38°2. Il y a eu du délire très accentué toute la nuit.

26 décembre. — La température a baissé, elle n'atteint plus que 37°4. La respiration s'entend un peu, bien que lointaine dans la région latérale du thorax droit. Les crachats sont toujours sanglants, les urines rares et albumineuses.

29 décembre. — Etat stationnaire. L'épanchement ne change pas. Il y a du délire, de l'oppression ; le pouls est dur et à 100. La prostration est accentuée. T., 38°.

2 janvier. — L'épanchement a diminué, la respiration s'entend dans les deux tiers supérieurs du poumon, très faible d'ailleurs. Pas de souffle, quelques gros râles. La dyspnée est moins vive. Il n'y a pas eu de délire nocturne. Les urines augmentent en quantité et deviennent plus claires. Quelques rares crachats hémoptoïques, T. 37°6.

5 janvier. — Amélioration notable, l'œdème diminue, la dyspnée a presque complètement disparu. L'épanchement a presque complètement disparu. Urines foncées, 1,500 grammes.

10 janvier. — Le malade est rétabli de sa pleurésie, il n'y a plus de crachats sanguinolents, plus d'œdèmes et plus de dyspnée. Le malade part en convalescence.

OBSERVATION V

Pleurésie. — Apoplexie pulmonaire. — Abcès du poumon. —
(In Durand-Fardel, *Traité clinique des mal. des vieill.,*
p. 639.)

Une femme âgée de 65 ans avait été admise à la Salpêtrière pour une opacité presque complète des cornées avec blépharite chronique. Cette femme portait depuis sa naissance, ou au moins depuis son enfance, une ichthyose généralisée. La peau se détachait partout, même sur la face, en écailles blanches et minces. Elle affirmait n'avoir jamais ressenti la moindre transpiration.

Cette femme admise à l'infirmerie au mois de juillet 1838 avait eu l'hiver précédent un fort rhume et avait éprouvé des douleurs vers la région précordiale. Depuis trois mois surtout elle avait de l'oppression, des palpitations, un point de côté à droite s'étendant du sein à la clavicule.

On trouve une matité absolue des 2/3 inférieurs du côté droit en arrière, moindre du côté gauche. Au-dessous des points mats, la respiration s'entendait à peine, mais lorsque la malade respirait fortement, on entendait en arrière un peu de souffle mêlé d'un peu de râle très fin, avec résonnance égophonique de la voix. Râles crépitants à droite à la partie moyenne. La matité du cœur était médiocrement étendue; l'impulsion était très forte et les battements irréguliers. Le pouls était assez dur sans fréquence, irrégulier, l'oppression assez vive. La malade demeurait toujours assise sur son lit. Il y avait un peu de dévoiement actuellement passé. Les jambes et les cuisses étaient très enflées. Deux vésicatoires sur la poitrine et 15 centigrammes de gomme gutte en pilules par jour.

Au commencement du mois d'août la malade urinait à peine, l'oppression était devenue très vive, l'enflure excessive aux membres inférieurs et aux avant-bras.

Le ventre était volumineux, les intestins distendus par des gaz, l'épanchement de sérosité peu considérable. Il y avait un peu de toux. Le pouls était assez régulier, peu développé, sans fièvre. Infusion de digitale, pastilles soufrées, laxatifs.

Il y avait eu un peu de soulagement pendant plusieurs jours, mais le 11 août l'oppression devint excessive, la respiration accélérée; le décubitus était devenu impossible; la malade passait ses nuits à marcher. L'épanchement ne paraissait pas augmenter, au sommet le poumon était intact. Les battements du cœur étaient obscurs, réguliers, le pouls peu fréquent, la figure violacée (large vésicatoire sur le côté droit).

14 août. — Les urines sont complètement supprimées ; le cathétérisme n'amène rien de la vessie. (Huile de ricin.)

17 août. — Le ventre est plus libre ; la malade urine peu, les jours suivants l'oppression et l'anxiété deviennent de nouveau excessives. On n'obtient de selles qu'au moyen de la gomme gutte.

24 août. — La suffocation paraît imminente. M. Cruveilhier se décide à pratiquer l'empyème. Une ponction est pratiquée avec un trocart entre la sixième et la septième côtes. Il s'écoule deux litres de sérosité transparente. A mesure que le liquide s'écoule, la respiration devient plus libre, plus facile; à la fin de l'opération il entre de l'air en sifflant dans la poitrine. La canule retirée, il reste un véritable pneumothorax reconnaissable à ses signes ordinaires, mais qui disparaît au bout de deux jours.

Le soulagement procuré par l'opération fut immédiat et prononcé. Il restait toujours un peu de liquide dans la plèvre et de la matité tout à fait à la base: la sonorité était médiocre dans toute la hauteur de ce côté de la poitrine. La respiration était légèrement soufflante, mêlée d'un peu de râles souscrépitants, sans égophonie ; l'anasarque diminue un peu. Une amélioration notable dure cinq à six jours. Puis il revient des alternatives d'oppression et de calme. Quelquefois à la dyspnée s'ajoute de l'exaltation, un peu de loquacité.

Peu à peu l'épanchement redevient ce qu'il était avant l'opération. L'infiltration des membres et du tronc était portée à un tel degré que tout mouvement était devenu impossible, si ce n'est de légers déplacements des bras. Il fallut pratiquer des mouchetures aux membres inférieurs et un écoulement abondant de sérosité soulagea la malade. Il y avait une insomnie complète, une soif vive, de l'anorexie. A partir du 7 septembre la dyspnée diminua.

Mais vers le 12 une diarrhée considérable survint que suivit un affaiblissement profond. Des phlyctènes noirâtres se montraient sur les membres inférieurs. En même temps l'œdème du membre supérieur droit, le plus enflé jusque-là, disparut presque entièrement. Il y avait du délire. La mort arriva le 20 septembre. Pendant les derniers jours de la vie les crachats étaient mêlés d'une assez grande quantité de sang.

Autopsie : on trouve un peu de sérosité limpide dans la pie mère. Le cerveau ne présente rien de remarquable.

Un litre de sérosité citrine, limpide, est épanché dans la plèvre droite. Les deux feuillets de cette membrane sont très épaissis. Le poumon est encore passablement volumineux, son lobe supérieur surtout est assez crépitant. Une partie de son lobe inférieur est convertie en tissu mollasse, ne contenant pas de liquide, presque pas d'air. Ce lobe inférieur contient plusieurs points d'apoplexie pulmonaire, c'est-à-dire plusieurs noyaux durs, très rouges, un peu granuleux, friables, bien circonscrits. La muqueuse des bronches est rouge et saine.

Dans la partie inférieure de la plèvre gauche est un épanchement de plusieurs verres de sérosité circonscrit par une large adhérence à la partie moyenne du poumon. Au-dessus de cette adhérence, à la partie moyenne du bord antérieur du poumon gauche se trouve une cavité allongée, de 18 lignes de longueur sur 6 de largeur, très rapprochée de la superficie du poumon et pleine de pus. Elle est tapissée en dedans par une membrane épaisse et inégale. Autour d'elle le tissu pulmonaire est sain et crépite. Ce poumon est généralement engoué, sans hépatisation nulle part et contient aussi deux ou trois noyaux d'apoplexie pulmonaire. Aucune trace de tubercules anciens ou récents.

Le cœur est volumineux, ses cavités sont dilatées... leurs parois ne sont pas épaissies. Les orifices sont sains ; les valvules auriculo-ventriculaires un peu épaissies.

Dans le péritoine sérosité limpide assez abondante. Rien à noter dans les organes abdominaux.

Le gros intestin présente dans son étendue une rougeur vive

irrégulièrement disposée avec épaississement et comme bour-
souflement de la muqueuse.

OBSERVATION VI

*Pleurésie droite méconnue durant la vie. Apoplexie
pulmonaire.*
(Forgeot. *Thèse* de Paris 1885, résumée.)

Le nommé X..., maçon, entre à l'hôpital le 24 avril ;
âge 63 ans.

Les antécédents héréditaires et personnels sont négatifs. Il
dit seulement éprouver depuis quelque temps de la gêne de la
respiration et des palpitations.

A l'auscultation du thorax on constate quelques râles de
bronchite disséminés des deux côtés.

L'auscultation du cœur fait reconnaître un souffle mitral
au premier temps. Le pouls est régulier sans caractères particuliers.

Œdème des jambes. — Pas d'albumine dans les urines.

Malgré le repos et le traitement, le malade voit son état s'ag-
graver.

Au commencement d'août, attaque d'asystolie qui disparaît
vite sous l'influence de la digitale. — Foie reste gros et douloureux. Pas d'albumine.

Fin d'août, nouvelle attaque d'asystolie.

Vers la fin de septembre, hémoptysie : un verre à liqueur
environ de sang noirâtre et visqueux. Jamais auparavant le
malade n'avait craché de sang. — A l'auscultation des poumons
râles sous-crépitants, sans souffle ni matité.

Les crachats hémoptoïques persistent vingt jours. L'anasarque
se généralise.

Au début de novembre, nouvelle hémoptysie peu abondante,
crachats poisseux et noirâtres. — Râles sous-crépitants géné-
ralisés : matité, vibrations affaiblies à la base droite.

Vingt jours après cette hémoptysie, le malade qui a continué à rendre des crachats sanglants, meurt en rendant beaucoup de sang.

Autopsie : Liquide citrin dans la plèvre droite. À la base et dans le lobe moyen du poumon droit noyaux, d'hémorragie situés à la périphérie de l'organe, et présentant des aspects différents indiquant qu'ils ne sont pas tous du même âge. — Quelques branches de l'artère pulmonaire sont oblitérées par un caillot fibrineux.

Congestion du poumon gauche à la base.

Oreillette gauche dilatée et hypertrophiée. Insuffisance mitrale et tricuspidienne — Caillots fibrineux grisâtres dans tout le cœur droit.

Foie et reins présentent les altérations du foie et du rein cardiaques.

OBSERVATION VII (Personnelle).

Pleurésie séro-fib. au cours d'une pneumonie. — Guérison

Le nommé L..., sans profession, âgé de 59 ans, entre le 6 avril 1898 à l'hôpital Lariboisière dans le service de M. le docteur Landrieux.

Il se plaint d'oppression et d'un point très douloureux situé sur la paroi latérale du thorax gauche à hauteur du mamelon.

Le début de la maladie remonte à quatre jours. Il n'y a pas eu de frissons.

Antécédents héréditaires : Néant.

Antécédents personnels : Fièvre typhoïde à l'âge de 30 ans. Syphilis acquise vers l'âge de 30 ans, soignée seulement pendant deux mois, n'ayant jamais depuis ce temps donné lieu à des accidents dont le malade ait conservé le souvenir. — Catarrhes fréquents des bronches. — C'est un buveur.

A l'entrée à l'hôpital on constate :

Dyspnée moyenne — Toux — Crachats rouillés.

Vibrations thoraciques augmentées dans la moitié inférieure du poumon gauche.

Matité et résistance au doigt dans la même région.

Souffle tubaire et quelques râles inspiratoires, crépitants.

Temp. à 38°2.

Il s'agit d'une pneumonie gauche.

10 avril. — La temp. est à 37°8.

Matité persistante à gauche dans la moitié inférieure du poumon. Les vibrations vocales y sont très nettes cependant, un peu moins peut-être que du côté opposé. La respiration est lointaine à l'auscultation.

Ponction exploratrice ramenant un liquide séro-fibrineux.

12 avril. — Même état, avec symptômes de l'épanchement plus accentués. Egophonie à la partie supérieure de l'épanchement. Souffle pleurétique.

Dyspnée. Crachats visqueux à peine colorés.

Le cœur est bon.

Pas de réaction fébrile. T. à 37°2.

15 avril. — Etat stationnaire.

18 avril. — L'oppression a diminué. Matité persistante dans le tiers inférieur du poumon gauche. Plus d'égophonie. Le murmure vésiculaire s'entend bien. L'épanchement semble avoir presque complètement disparu. T. 37°.

25 avril. — L'état général est bon. Le souffle doux s'entend encore à la pointe de l'omoplate. Pas de râles, submatité dans le tiers inférieur du poumon. Crachats moins visqueux mais encore abondants.

30 avril. — Etat stationnaire.

10 mai. — Le souffle a disparu, quelques râles secs s'entendent en arrière dans le tiers inférieur du poumon gauche.

19 mai. — Submatité à gauche et en arrière, quelques râles secs aux deux temps de la respiration.

L'expectoration est peu abondante mais toujours visqueuse.

23 mai. — L'état général est satisfaisant. Tout signe d'épanchement a disparu. L'appétit est revenu.

Le malade, sur sa demande, quitte l'hôpital.

I. Les épanchements de la plèvre sont fréquents chez le vieillard. Après la pneumonie, la pleurésie est l'affection des voies respiratoires dont ils sont le plus souvent frappés.

II. L'épanchement séro-fibrineux est presque le seul dont ils soient atteints. Après 60 ans la pleurésie purulente devient une rareté, les pleurésies tuberculeuses sont en faible proportion et aussi les pleurésies méta-pneumoniques.

III. Les pleurésies secondaires sont les plus fréquentes et le plus souvent on les observe chez des cardio-rénaux, au cœur hypertrophié, au rein atrophié, pendant une période d'asystolie que des accidents urémiques viennent parfois compliquer.

IV. Le poumon situé sous l'épanchement porte fréquemment comme lésions : des noyaux inflammatoires pneumoniques ou broncho-pneumoniques, soit de véritables infarctus, lésions antérieures à l'épanchement.

V. Le liquide de l'épanchement diffère de celui de l'hydrothorax par sa densité inférieure à 1005 et par l'absence de fibrine.

VI. Ces pleurésies s'accompagnent de troubles fonctionnels peu caractéristiques, elles amènent peu de réaction, il faut les chercher pour les dépister.

VII. L'existence d'adhérences anciennes unissant les feuillets pleuraux fait entendre dans bon nombre de cas, à l'auscultation au niveau de l'épanchement, de nombreux râles sibilants, ronflants, ou bulloires.

VIII. Du fait de l'asystolie ou de l'urémie au milieu desquelles se produit souvent cette pleurésie, le pronostic est habituellement très sombre, bien que l'épanchement n'atteigne pas de grandes proportions.

IX. Le traitement par la thoracentèse s'impose, moins souvent que chez l'adulte, du fait de l'abondance du liquide épanché. On la pratique surtout pour « rendre la liberté au cœur et l'espace au poumon » (Landouzy) déjà gênés dans leurs fonctions avant la pleurésie.

La thérapeutique doit s'efforcer de restituer au rein sa perméabilité, et au cœur son énergie.

INDEX BIBLIOGRAPHIQUE

ANDRAL. — Clin. méd. Tome IV, p. 422 (1834).

PRUS. — Mém. de l'Ac. royale de médecine, Tome VIII (1840).

BEAU. — Etudes cliniq. sur les Mal. des Vieil. (1843). *Journal de Médecine* (oct. 1843).

VALLEIX. — Guide du Méd. Prat. Tome I, p. 546 (Paris 1850).

DURAND-FARDEL. — Traité des Mal. des Vieil., p. 627-689 (1854).

CHOMEL. — Dict. de Médecine.

CRUVEILHIER. — Dict. Méd. et Chirurg. prat. Art. Pleurésie.

NÉGRIÉ. — *Th.* Paris (1863).

GRISOLLE. — Trait. Path. int. Tome II, p. 32 et suiv.

CHARCOT. — *Bulletin* Soc. anat. p. 295 (avril 1873).

STRAUSS. — Soc. Méd. des Hôp. (25 mai 1877).

DIEULAFOY. — Soc. méd. de Hôp. (27 juillet 1877).
    — Irrég. de la Pleur. aiguë. *Gazet. hebd.* (1878).

BOISSEUIL. — *Thèse* de Paris (1876).

PHILIPPEAU. — *Thèse* de Paris (1877).

Germain SÉE. — Malad. spécif. non tubercul. du poumon. Tome II (1885).

KELSCH et VAILLARD. — Arch. de Physiol. (1886).

LANDOUZY. — *Revue de médecine*, p. 611 (1886).

CHAUFFARD et GOMBAULT. — Société méd. des Hôp., p. 309 (8 août 1884).

HELLEU. — *Th.* Paris (1884).

Jauraud. — *Th.* Paris 1881.

Lancereaux. — *Bull. méd.* (28 sep, 1890).

Potain. — *Bulletin médical* (déc. 1890).

Netter. — Soc. méd. hôpit., p. 176 (17 avril 1891).

Talamon. — *Médecine moderne*, p. 859 (6 nov. 1890).

Huchard. — Soc. méd. des Hôp. (20 avril 1892).

Netter. — *Trait. de médecine*, IV, p. 10 07 (1893).

Dreyfus Brissac. — Soc. méd. hôpit. (3 avril 1891).

Le Damany. — Pleurésies séro fibrineuses (1897).

Lemoine. — Th., Paris, 1898.

Huchard. — Acad. de méd. (8 janvier 1899).

Lenhartz. — *Tribune méd.* (19 janvier 1898).

Collet. — Patholog. int., t. II, art. Pleurésie (1899).

Deboye et Achard. — Traité de thérap. (1900).

Mayet. — Séméiologie et Diagnostic, t. II, art. Dyspnée (1900).

Lemoine. — Thérap. clin. (1901).

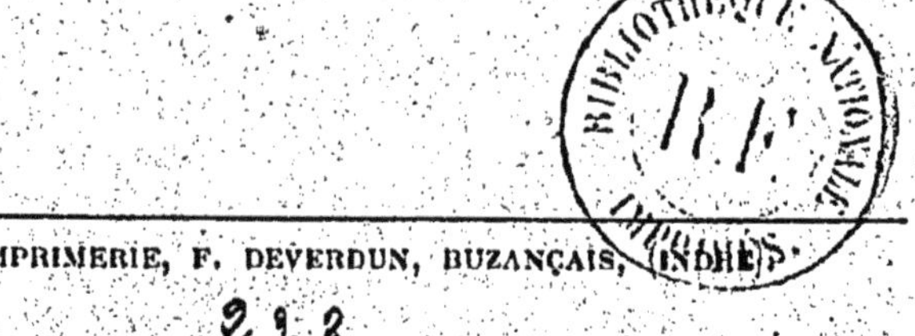

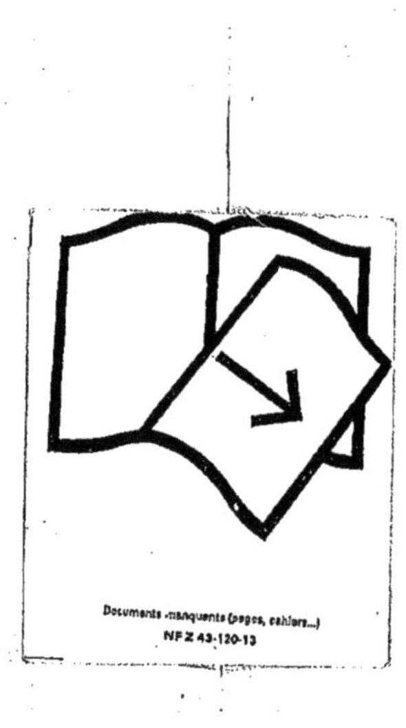

Documents manquants (pages, cahiers...)
NF Z 43-120-13